razietti.

Te163

AVIS

DE

LOUIS GRAZIETTI,

Docteur en Médecine , ex-Chirurgien-Major ,
Médecin-Inspecteur des Eaux thermales
de Pietrapola dans le Fiumorbo.

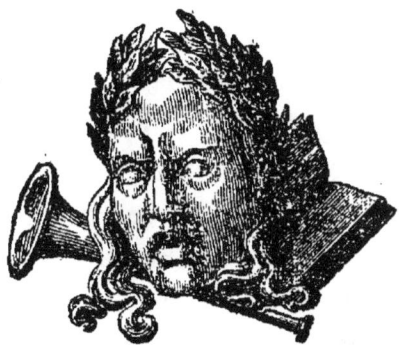

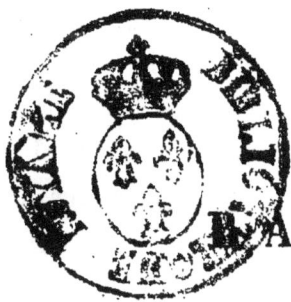

BASTIA 1823.

De l'Imprimerie Fabiani.)(Etienne Batini,
Imprimeur du ROI.

A V I S

D E

L O U I S   G R A Z I E T T I,

Docteur en Médecine , ex-Chirurgien-major , Médecin-Inspec-
teur des Eaux thermales de Pietrapola dans le Fiumorbo:
pour servir d'instruction à ceux qui font usage des Eaux.

FAIT DANS LE MOIS DE JUIN DE L'AN 1822.

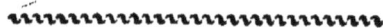

JE ne puis en ce moment répondre entièrement à la
confiance dont le Gouvernement a daigné m'honorer , ni
faire l'exacte analyse pour connaître les principes , qui
entrent dans la composition de ces eaux, attendu le dé-
faut des réactifs nécessaires pour ces sortes d'opérations.
Désirant néanmoins de me rendre utile aux malades qui
se trouvent ici , je crois opportun d'en indiquer les vertus, et la manière d'en faire usage , raisonnant d'après
les résultats que j'ai observé sur plusieurs individus , qui
les ont fréquentées, et dont je fus moi-même, pendant
trois ans, le témoin oculaire. Je me suis d'autant plus
disposé à ce travail, que ces eaux me paraissent égales, et
peut-être meilleures que celles de l'île d'*Ischia* à Naples , où
je fus chargé durant plusieurs saisons du service de l'hôpital , pour les militaires invalides , et mutilés qu'on y
transférait de tous les hôpitaux des Provinces du Royaume.

A V V I S O

D I

LUIGI GRAZIETTI,

Dottore di Medicina, ex-Chirurgo-maggiore, Medico-Ispettore delle Acque termali di Pietrapola in Fiumorbo: per servire d' istruzione ai Balneanti.

FATTO NEL MESE DI GIUGNO DELL' ANNO 1822.

~~~~~~~~~~~~~~~~~~~~~~~~~~~~~~

Non posso in questo momento intieramente corrispondere alla confidenza di cui il Governo s' è degnato onorarmi, nè far l'esatta analisi per conoscere i principj ch'entrano nella composizione di queste acque, atteso la mancanza de' reattivi necessarj in simili operazioni. Desideroso però di rendermi utile agli infermi che qui si ritrovano, credo opportuno accennarne le virtù, e la maniera di usarle; argomentando dai risultati che ho osservato in molti individui, che qui sono varie volte concorsi, e de' di cui effetti fui io stesso per tre anni testimonio oculare. Mi sono tanto più determinato a ciò fare in quanto, che queste acque mi sembrano essere uguali e medesimamente megliori di quelle dell'Isola d'Ischia in Napoli, ove per più stagioni fui incaricato del servizio dell'ospedale per i militari invalidi, e mutilati, che colà si trasferivano da tutti gli ospedali delle Provincie del Regno.

Si nous écoutons les organes du tact, ces eaux ont une saveur peu amère, et d'après la couleur violette qu'elles donnent à l'argent, on releve qu'elles contiennent du foie de soufre, matières salées, et autres principes, que l'on reconnaîtra par une plus scrupuleuse analyse (*).

On la prescrit comme *Boisson*, comme *Bain*, avec la *Douche*, en *Boue*, avec la *Seringue*, l'on devrait même en utiliser le *Tartre* déposé, et on y peut établir aussi des étuves pour les fumigations.

Employée comme *Boisson*, elle purge, facilite les urines, et favorise la circulation et la transpiration cutanée.

Au moyen du *Bain*, elle ouvre les pores, s'insinue par les vaisseaux de la peau, en dilate les canaux, s'unit avec les liqueurs y existantes, les délaye, ouvre la transpiration, et en dissipant ainsi l'excessive umidité, rétablit dans sa vigueur l'action des solides.

La *Douche*, sert à mitiger, à dissiper les tumeurs blanches, et à raviver les parties affectées et paralytiques. Pour que son action soit plus forte, on la fait tomber par le moyen d'un petit tuyau, et l'on se frotte pour exciter la circulation, et contribuer à l'introduction de l'eau. Après la douche l'on doit user aussi-tôt de l'immersion afin d'en répandre les heureux effets sur tout le corps, et tempérer l'excessive chaleur excitée sur la partie infirme.

La *Seringue*, aide à insinuer l'eau dans les cavités ulcérées ou autres, tant superficielles, qu'intérieures.

(*) Il y a quarante sept ans que fut fait une analyse de ces eaux, par M.M. Vacher et Castagnaux, officiers de santé à l'hôpital de Bastia; mais la chimie ayant fait depuis ce tems de très-grands progrès, il est indispensable une autre analyse.

Se ce ne rapportiamo agli organi del tatto, queste acque hanno un sapore amaretto, e dal colore violetto che danno all' argento, si rileva che contengono sulfuro di potassa, materie saline ed altri principj, che a suo tempo saranno con scrupulosa analisi riconosciuti (*).

Si prescrive in bevanda, in bagno, colla doccia, colla sciringa, col fango, utilizzar dovrebbesi anche il tartaro della medesima deposto, e ci si ponno ancora stabilire delle stufe per le fumicazioni.

Per Bevanda, purga, facilita le orine è favorisce la circolazione, e la traspirazione cutanea.

Col Bagno, apre i pori, penetra per i vasi della pelle, ne dilata i canali, si mesce coi liquori in essi contenuti, gli stempra, ed assottiglia, accresce il sudore, e dissipando così l'eccessiva umidità, ristabilisce nel suo vigore l'azione de' solidi.

La Doccia, giova ad ammollire, risolvere tumori freddi, e rianimare le parti affette, e paralitiche; affinchè l'azione ne sia più viva si fa cadere per mezzo di una canaletta, e fregansi le membra offese per eccitare la circolazione, e procurare l'introduzione dell'acque. Dopo la doccia si passi immediatamente all'immersione, onde estenderne i felici effetti in tutta la macchina, e temperare il soverchio calore eccitato sulla parte inferma.

La Sciringa, serve per introdurre l'acque nelle cavità ulcerate, ed altre, siasi superficiali, che interne.

(*) Quaranta sette anni a questa parte fu fatta una analisi di queste acque dai signori Vacher, e Castagnaux ufficiali di salute all'ospedale di Bastia, ma la chimica avendo fatto dipoi grandissimi progressi, è necessaria altra analisi.

La *Boue*, s'applique en forme de cataplasme pour l'exostose et les tumeurs froides etc.

Le *Tartre*, déposé par les eaux, réduit en poudre est dentifique.

La saison propre aux Bains, est du premier au trente Juin. Les individus de Fiumorbo y vont même dans le mois de Septembre, mais cela est peut-être indifférent pour eux, qui ne doivent pas s'exposer à des voyages longs, et pénibles, et qui sont au surplus habitués au climat.

Ces eaux ont de grandes vertus pour les maladies, qui proviennent de l'atonie des intestins, et sont utiles dans les couleurs pâles, suppressions du flux menstruel, maux de reins, et de la vessie dérivés de faiblesse, pour la paralysie, obstructions, scrophules, et autres maladies cutanées, rheumatalgies, ophtalmies croniques, et fièvres entretenues par un vice cachétique. Elles contribuent à la fécondité des époux lorsqu'elle est empêchée par un vice organique, font disparaître la leucorrhée, les sciatiques, l'épuisement, les contractions, et la rigidité des tendons, et servent aussi pour ceux qui sont sujets à la pleurisie et contre les piqures du scorpion.

Elles ne conviennent cependant pas dans les maladies aigues, qui portent beaucoup de fièvre, puisqu'elles dilateraient avec force les vaisseaux, et les feraient même ouvrir; elles sont également nuisibles dans les affections léthargiques, dans la phthisie déterminée, palpitations du cœur engendrées par des polypes, hydropisie, graves apostêmes, puisque rarifiant les sucs, et accélérant le mouvement elles feraient entrer dans le torrent de la circulation des matières hétérogènes les transportant sur

Il Fango, s'applica in forma di cataplasma per l'esostosi, tumori bianchi ec.

Il Tartaro, deposto delle acque ridotto in polvere è dentifico.

La stagione propria ai Bagni è dal primo ai trenta Giugno. I Fiumorbesi vi concorrono anche nel mese di Settembre; ma ciò puole essere indifferente per loro, che non devono esporsi a lunghi viaggi, e strapazzi, e che sono abituati al clima.

Sono quest'acque molto virtuose per i mali che hanno per causa l'attonia degli intestini, e sono utili ne' colori pallidi, soppressioni di purghe nelle donne, mali di reni, e della vescica derivati da debolezza, per la paralisi, ostruzioni, scrofule, ed altri mali cutanei, reumatalgie, ottalmie croniche, e febbri intrattenute da vizio cachetico. Contribuiscono alla fecondità de' conjugi, quando ciò dipenda da vizio organico, fanno sparire fiori bianchi, sciatiche, stanchezza, contrazione e rigidezza di tendini, e giovano pure per quei che sono soggetti alla pleoritide, e contro i morsi dello scorpione.

Non convengono pertanto nelle malattie acute nè a molta febbre, poichè dilaterebbero con forza i vasi, e gli farebbero anche aprire, nella affezioni letargiche, tisi confermata, palpitazioni di cuore generate da polipi, idropisia, profondi ascessi, mentre rarefacendo i succhi, ed accelerando il moto farebbero rientrare nel torrente della circolazione la materia estranea trasportandola a qualche viscere, per cui ne nascerebbero sconcerti maggiori.

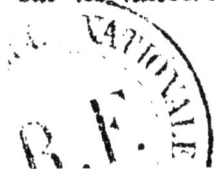

quelques viscères, où se formeraient des dérangemens très-sérieux.

Il y a des maladies vénériennes auxquelles les eaux seraient inutiles, et même pernicieuses. Celles, par exemple, qui sont accompagnées d'écoulemens de matières purulentes, ou seminales, de brûlures d'urine, de douleurs simples et récentes, d'inflammations et de boubons, recevraient bien plus d'excitation que d'adoucissement ; mais ces eaux deviendraient très-efficaces dans les douleurs continuelles, et obstinées causées par un vice syphilitique contre lequel le mercure ne fut d'aucune utilité.

Il ne suffit pas d'indiquer quelles sont les indispositions auxquelles les eaux thermales peuvent être avantageuses, ou contraires; mais il est important de connaître avec quelles préparations l'on doit les administrer pour en obtenir des heureux résultats.

Pour ceux qui ont une excessive abondance de sang, et d'humeurs il faut faire précéder la saignée, sans quoi les vases trop dilatés se rétrécissent plus difficilement en s'exposant au stimulant des eaux, il en dériverait des fluxions, des hémorragies, et des inflammations.

Si la bouche est amère, et empâtée, l'estomac et la langue chargée, il est indispensable de se purger avant de se mettre au bain, puisque la chaleur déliant, et raréfiant les sucs impurs, qui se trouvent dans les premiers voies digestives, les reflueroit dans la masse des humeurs, qui restant alors infectées, il en résulterait de graves inconvéniens.

Il faut éviter les purgatifs résineux et vigoureux, et préférer la manne, la rhubarbe, le séné, et sur-tout le sel d'Epsom, ou d'Angleterre, en raison de six drachmes, à une once, dans une ou deux coupes de la même

*Per certe malattie veneree queste acque sarebbero inutili,
o nocive. Quelle, per esempio, che sono accompagnate da
scolazioni di materia purulenta, o seminale, da ardori di
orina, dolori semplici, e recenti, infiammazioni, buboni, ed
altri tumori, verrebbero più presto stimolate che raddolcite;
ma nelli dolori perenni, e pertinaci causati da veleno venereo,
contro a cui il mercurio non giovò, divengono efficacis-
sime.*

*Indicare a quali indisposizioni le acque termali possono
essere vantaggiose, o contrarie non basta ; ma saper con-
viene con quali preparazioni, e cautele si debbono amminis-
trare affinchè producano salutari effetti.*

*Per chi abbonda eccessivamente di sangue, e di umori,
preceda il salasso, poichè altrimenti i vasi troppo distesi
più difficilmente si contraggono, ed esponendosi allo sti-
molo delle acque, ne risulterebbero flussioni, infiammazioni, emorragie ec.*

*Se la bocca sarà amara, impastata, lo stomaco, e la
lingua carica, prima d'immergersi, è necessario purgarsi,
giacchè il calore assottigliando, e rarefacendo quei sughi
impuri che si trovano nelle prime vie, gl'indurrebbe nella
massa degli umori, la quale rimanendone infetta, ne nascerebbero inconvenienti gravi.*

*Fa d'uopo schivare i purganti gagliardi, e resinosi, e si
preferiscono, manna, rabarbaro, sena, e soprattutti il sale
d'Epsom, o d'Inghilterra a ragione di sei dramme, o un
oncia, in una, o due tazze dell'acqua stessa, ed in se-
guito beverne alquanti bicchieri per agevolarne l'effetto.*

eau, et en boire ensuite plusieurs verres pour en facili-
ter l'effet.

La température de l'eau doit être d'abord modérée,
sur-tout pour les constitutions sensibles, et délicates. Je
pense que le bain dit *Occhiara*, dont la chaleur est de
28 dégrés du thermomètre du Réaumur, et celui dit de
la *Leccia* de 35 dégrés doivent servir pour deux, ou trois
fois, pour commencer à disposer le corps, et passer suc-
cessivement aux plus forts, qui vont au-delà de 45 dé-
gré et demi. Ceux qui sont affaiblis par la sueur, ou par
tout autre motif, et ne vont pas à la selle doivent user
les lavemens de la même eau. Les individus qui veulent
en boire, et se baigner, doivent faire précéder la boisson.

Quant à la quantité des eaux, que l'on doit prendre
journellement, et le nombre des bains, cela peut être
réglé d'après l'âge, la complexion, et le sexe. La méthode la plus sûre est de s'en tenir à la capacité de l'estomac, et à la proportion des forces, et de ne les excé-
der jamais.

On doit la boire à jeun, en trois tems, et à des in-
tervalles de demi heure.

Dans les journées venteuses, humides, et inconstan-
tes l'on suspendra les immersions.

L'exercice est avantageux; mais il doit être modéré, et
lorsque les eaux sont passées.

S'il arrive que les femmes soient surprises par leurs
écoulemens périodiques, il faut différer jusqu'à ce qu'ils
soient cessés.

Le moment le plus convenable pour le bain, est celui
du matin, de la levée du soleil, jusqu'à dix heures, et
pendant le soir, cinq heures au moins après le repas.

L'on pourra y rester d'un quart d'heure à trois quarts,

La temperatura dell' acqua deve essere sul principio moderatissima, soprattutto nelle costituzioni sensibili, e delicate. Credo, che il bagno Occhiara così detto, il calore del quale è di gradi 28 del termometro di Reaumur, e quello della Leccia che è di gradi 35, debbono servir per due, o tre volte, da principio per dispor la macchina, e poi passare agli altri più forti, che sono fino al grado di 45 e mezzo.

Coloro che trovansi col ventre stitico, usino clisteri dell' acqua stessa. Quelli che vogliono beverla, e bagnarsi, devono far precedere la bevanda.

La quantità dell' acqua che si deve prendere ogni giorno, ed il numero de' Bagni puole regolarsi secondo l'età, la complessione, il sesso. Il metodo più sicuro è di tenersene alla capacità dello stomaco, e delle proporzioni delle forze, e di non violentarle mai.

Deve beversi a digiuno in tre tempi, ed a mezz'ora d'intervallo.

Nelle giornate ventose, umide, ed incostanti si sospenderanno le immersioni.

Vantaggioso è l'esercizio, ma moderato, e quando siano passate le acque.

Se alle donne vengono i mestrui, differiscano finchè durano.

Il momento più opportuno al bagno, è la mattina dalla levata del sole, fino a dieci ore, e stante la sera, cinque ore almeno dopo aver preso cibo.

Vi si potrà restare da un quarto d' ora fino a tre quarti,

prenant bien garde qu'il ne soit pas trop chaud, comme je vois généralement, parceque s'il excite trop violemment la machine, il pourrait être dangereux.

Dès qu'on l'a pris, il faut se bien couvrir, se tenant quelque tems en repos, et dans certaines circonstances s'essuyer de suite en sortant.

Il ne convient pas de s'endormir dans l'après midi, particulièrement à ceux qui veulent se baigner même le soir. Cela cependant doit être réglé selon les habitudes, car elles sont une seconde nature.

Les longues veilles sont dangereuses: elles affaiblissent le corps, et si la maladie les occasionnait il faudrait y rémédier.

Il faut faire usage de bons vivres, et supprimer les mets trop assaisonnées, les choses salées, et les liqueurs fortes, en ayant soin de rester contents, et gais, et d'éloigner autant que possible les tristes soucis.

J'ai lieu de me flatter, qu'en suivant cette méthode, les eaux de Pietrapola, rempliront les sollicitudes bienfaisantes de Monsieur le Préfet Vicomte DE SULEAU, mes veux les plus ardens, et les espérances des malades.

osservando che non sia troppo caldo, come vedo generalmente, perchè stimula violentemente la macchina, ed è piuttosto dannoso.

Preso il bagno star si deve coperti riposandosi qualche tempo per non supprimere il sudore, ed in certe circostanze asciugarsi subito.

È nocivo il sonno pomeridiano, specialmente in quelli che s'immergono anche il dopo pranzo. Ciò per altro deve esser regolato a norma delle abitudini, perchè queste fanno una seconda natura.

Le veglie troppo prolungate sono dannose: esse debilitano la macchina, e se la malattia le inducesse, è necessario porvi riparo con adattati rimedj.

Si faccia uso di buoni cibi, e si allontanino i troppo acconci, le cose salate, ed i liquori spiritosi. Si procuri di star contenti, ed allegri, allontanando i tristi pensieri.

Con queste regole, io mi lusingo che le acque di Pietrapola adempiranno le benefiche sollecitudini del Signor Prefetto Visconte DE SUSSAU, le mie intenzioni, e le speranze degli infermi.

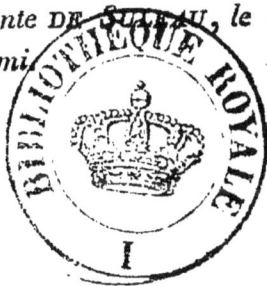

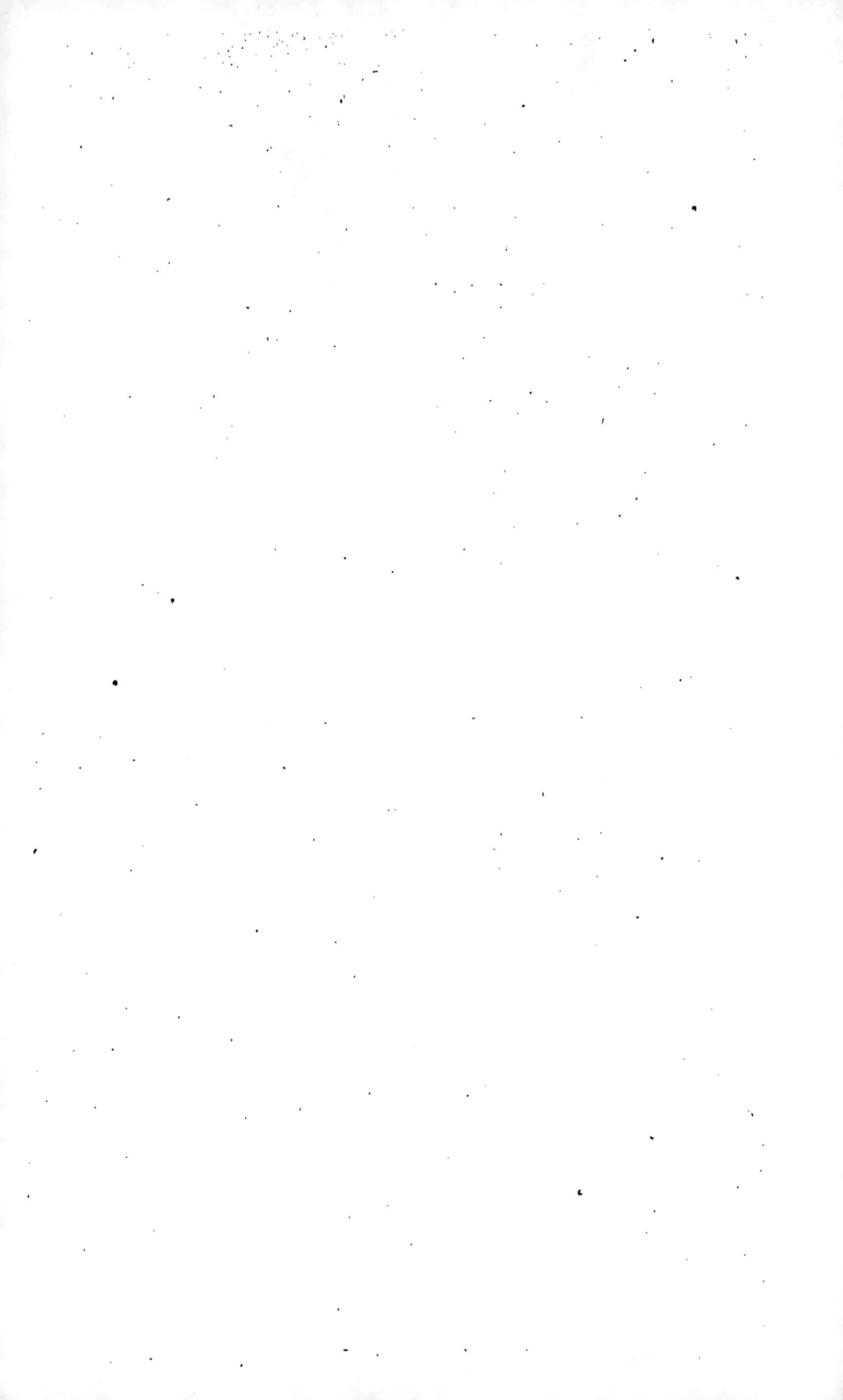

www.ingramcontent.com/pod-product-compliance
Lightning Source LLC
Chambersburg PA
CBHW070231200326
41520CB00018B/5807